NOUVELLES ÉTUDES

SUR

LA DIPHTÉRIE

PAR

Le Dr JULES SIMON

MÉDECIN DE L'HOPITAL DES ENFANTS

CHEVALIER DE LA LÉGION D'HONNEUR

PARIS

G. MASSON, ÉDITEUR

LIBRAIRE DE L'ACADÉMIE DE MÉDECINE

120, Boulevard Saint-Germain, en face de l'École de Médecine.

1889

HOPITAL DES ENFANTS

NOUVELLES ÉTUDES

SUR

LA DIPHTÉRIE

Par le Dr JULES SIMON

MÉDECIN DE L'HOPITAL DES ENFANTS
CHEVALIER DE LA LEGION D'HONNEUR

3182-89. — CORBEIL. Imprimerie CRÉTÉ.

NOUVELLES ÉTUDES

SUR

LA DIPHTÉRIE

PAR

Le Dr JULES SIMON

MÉDECIN DE L'HOPITAL DES ENFANTS

CHEVALIER DE LA LÉGION D'HONNEUR

PARIS

G. MASSON, ÉDITEUR

LIBRAIRE DE L'ACADÉMIE DE MÉDECINE

120, Boulevard Saint-Germain, en face de l'École de Médecine.

1889

Il m'a paru intéressant de réunir dans ce petit opuscule les conférences que j'ai faites, en janvier dernier, sur la diphtérie, et dont le résumé a été publié dans plusieurs feuilles périodiques et notamment dans le *Bulletin médical.* Je m'étais, en effet, placé à un point de vue entièrement nouveau.

En comparant mes observations cliniques avec les belles recherches de MM. Roux et Yersin, je n'avais pas eu de peine à me convaincre de l'identité de la diphtérie humaine et de la diphtérie expérimentale, et enfin à les considérer l'une et l'autre comme des affections primitivement locales, dues à une inoculation bacillaire.

Si la lecture de ces notes, même écourtées, démontre que je ne me suis pas trompé, mon but sera atteint.

LA DIPHTÉRIE

PREMIÈRE CONFÉRENCE

DE LA NATURE DE LA DIPHTÉRIE D'APRÈS LES NOUVEAUX PROGRÈS DE LA SCIENCE.

Sommaire. — Définition basée sur l'existence constante du microbe de Klebs.

Étude comparative de la diphtérie humaine et de la maladie expérimentale :

A, inoculation (condition *sine quâ non*) : altération préalable de la muqueuse; disposition des éléments constitutifs de la fausse membrane diphtéritique.

Forme locale, possibilité de créer des formes infectieuse et toxique.

Concordance des observations cliniques et des faits expérimentaux.

B, forme infectieuse.

C, forme toxique.

Ces dernières sont produites par le liquide que le microbe sécrète.

Paralysie diphtéritique obtenue par l'expérimentation; résistance du microbe; sa vitalité prolongée. Prophylaxie et hygiène qui en découlent.

Messieurs,

La diphtérie a été tout récemment l'objet de recherches si importantes, les résultats fournis par l'expérimentation concordent si bien avec l'observation clinique, la précision qu'ils apportent dans l'analyse de cette affection est si grande, qu'il me paraît nécessaire de consacrer cette première conférence à l'étude des faits expérimentaux qui peuvent être profitables à la clinique.

Le très remarquable mémoire que viennent de publier MM. Roux et Yersin dans les *Annales de l'Institut Pasteur,* nous permet de donner aujourd'hui une DÉFINITION précise de la diphtérie : c'est une affection pseudo-membraneuse, envahissant de préférence les voies aériennes supérieures, et dont les fausses membranes contiennent *toujours* le *bacille de Klebs.* Permettez-moi, avant d'aller plus loin, d'insister sur la valeur de cette dernière particularité.

La diphtérie a son bacille spécifique ; *toute fausse membrane qui contient ce micro-organisme est diphtéritique, toute fausse membrane qui ne le renferme pas n'est pas due à la diphtérie.* Ce fait a une importance aussi grande dans l'étude de la diphtérie que celle de la découverte du bacille de Koch dans la tuberculose. Certes, nous savions que la diphtérie est inoculable (Lœfler, Talamon, Quinquaud) et contagieuse, mais la connaissance exacte de l'agent contagieux lui-même simplifie le problème. Il y avait bien des cas dans lesquels, même la fausse membrane en main, il était difficile de dire si elle était réellement diphtéritique; pareille confusion ne pourra plus être commise.

Je vous disais que l'existence du bacille a une importance capitale; il nous faut revenir ensemble sur l'étude de ce point spécial du mémoire de MM. Roux et Yersin, car il est indispensable de bien établir que, non seulement le bacille de Klebs existe toujours dans les fausses membranes de la diphtérie, mais encore qu'il en est l'agent de contage, la cause intime et nécessaire. Sous ce rapport les expériences du laboratoire ne laissent rien à désirer, la démonstration est complète. Non seulement on trouve toujours le bacille de Klebs dans les fausses membranes diphtéritiques, mais de plus, on peut, avec des cultures de cet organisme, reproduire une maladie expérimentale, qui est bien la diphtérie. Mais je ne veux pas ici me borner à de simples affirmations ni à l'analyse du mémoire de ces habiles expérimentateurs, je veux vous faire voir que ces résultats sont susceptibles d'applications cliniques, et que la révolution qui s'opère dans l'histoire de la diphtérie est comparable à ce qu'a produit la découverte de la bactérie du charbon.

Un premier fait mérite d'être mis en lumière : la maladie expérimentale qu'ont provoquée MM. Roux et Yersin est bien la diphtérie. Les premières recherches de Klebs, et plus tard celles de Talamon, de Quinquaud et de Lœffler, n'avaient pas permis d'affirmer d'une manière absolue la spécificité du bacille; on pouvait toujours répondre que c'était bien là un élément ordinaire des fausses membranes, mais que les lésions qu'on produisait en l'inoculant différaient de la diphtérie vraie par ce fait essentiel que jamais on n'observait de paralysie consécutive.

Comme il est possible, avec des microbes divers, de provoquer sur les muqueuses des animaux des fausses membranes semblables à celles de la diphtérie, cette absence constante d'un phénomène aussi caractéristique que la paralysie était bien faite pour faire douter que le bacille de Klebs fût la cause de la diphtérie.

Grâce aux résultats obtenus par MM. Roux et Yersin, cette lacune n'existe plus, ils ont pu constater des paralysies diphtéritiques, et cela après inoculation, non seulement du bacille spécifique, mais encore après injection à des animaux du liquide de culture privé de bacille, et ne renfermant plus que le produit toxique élaboré par ce microorganisme. Enfin, fait des plus caractéristique, le bacille produit des fausses membranes, le liquide filtré, le poison diphtéritique n'en produit pas, le premier est la cause de la diphtérie, le second n'est qu'un produit secondaire, nocif certainement, au premier chef, mais comme conséquence de l'invasion du microbe.

Ces données préliminaires bien établies, nous allons voir, en comparant la maladie expérimentale à la diphtérie humaine, comment s'éclairent d'un jour tout nouveau et se précisent certains points de clinique qui pouvaient être encore dans l'ombre et l'objet de divergences.

Pour plus de clarté, passons en revue la maladie

à ses diverses périodes : première, inoculation ; deuxième, envahissement.

A. — PREMIÈRE PÉRIODE, INOCULATION, FORME LOCALE.

La diphtérie, pour beaucoup de nos contemporains, était d'emblée une affection générale, tantôt légère, tantôt d'une gravité excessive (diphtérie toxique et hypertoxique de Trousseau), mais grave par elle-même, indépendamment des lésions locales. J'avoue que, pour mon compte, et instruit par les cas nombreux que j'ai observés, j'ai toujours attaché la plus grande importance à la lésion locale et me suis efforcé de combattre les fausses membranes elles-mêmes, l'observation me disant qu'elles étaient la cause de l'infection générale et non sa conséquence. Or, sur ce point spécial, les expériences de MM. Roux et Yersin sont d'une précision telle que le doute n'est plus possible.

Quand on badigeonne une muqueuse saine avec une culture pure de bacille diphtéritique, on ne provoque aucune lésion locale; l'animal reste indemne; mais si l'on irrite la muqueuse, si on l'excorie, si on la dépouille de son épithélium, les fausses membranes apparaissent et la diphtérie suit sa marche régulière. *C'est là un premier point acquis, capital en clinique*, vous le comprenez, du reste, puisqu'il nous explique comment la diphtérie est si fréquente après les refroidissements, l'angine inflammatoire simple ou pultacée, la rougeole, après la scarlatine, maladies dont la conséquence ordinaire est une altération des muqueuses des premières voies respiratoires. Ce n'est, du reste, que secondairement aux fausses membranes que se manifeste l'infection générale.

Je ne puis laisser passer cette observation et cette expérience de premier ordre, sans vous faire remarquer par anticipation que vous ne devrez jamais l'oublier dans le traitement de la diphtérie, puisque toute érosion de la muqueuse peut être une source d'inoculation nouvelle.

Voilà donc le mode de propagation du bacille de Klebs bien établi ; comparons à présent l'empoisonnement qu'il détermine chez l'homme et chez les animaux.

On a divisé la diphtérie, d'après Bretonneau et Trousseau, en diphtérie *locale*, *infectieuse et toxique*. Ce sont là des types cliniques que l'observation constate et qu'il faut conserver; mais ils ne représentent que les divers degrés d'une même série morbide. La diphtérie locale la plus bénigne en apparence peut devenir infectieuse et même toxique. A ce propos, laissez-moi vous citer un exemple qui m'a paru des plus caractéristiques :

Un jeune enfant, que je soignais, présentait pour toute lésion de la gorge cinq ou six petits points blancs sans caractère spécial sur les amygdales ; me fondant sur mes observations antérieures, je conseillai de badigeonner les fausses membranes avec un collutoire à l'acide salicylique ; le traitement ne fut pas appliqué. Le quatrième jour apparurent de larges fausses membranes qui envahirent toute la gorge et le larynx; le septième jour l'enfant succomba à une diphtérie maligne.

Vous aurez sans doute à tenir grand compte du degré de résistance qu'offre chaque malade à l'infiltration du poison, à son influence générale sur l'organisme, dont la vitalité est plus ou moins compromise, suivant les conditions de santé antérieure.

Or, MM. Roux et Yersin ont constaté que la maladie expérimentale pouvait être aussi grave quand elle était produite avec des fausses membranes provenant de cas bénins, que lorsqu'elle était produite avec des fausses membranes provenant des cas les plus graves. Le microbe est toujours le même; les effets qu'il provoque, la quantité de poison qu'il élabore dépendent non de son origine, mais de son milieu de culture, de l'organisme dans lequel il se multiplie ; de là l'indication de détruire le microbe sur place et les bons effets que l'on observe souvent par un traitement local actif. La clinique se rapproche plus encore de l'expérimentation dans bien des cas, et il nous est donné parfois d'observer la démonstration des effets salutaires que nous cherchons, et de voir une recrudescence du mal suivre une suspension momentanée du traitement. A ce point de vue, le fait suivant est aussi net, en quelque sorte, qu'une expérience de laboratoire :

Un jeune enfant, à qui je donnais des soins, était

atteint, depuis trois ou quatre jours, d'une forme qu'on aurait pu appeler typique d'angine couenneuse simple. Le traitement local prescrit était appliqué d'une manière sévère, l'enfant allait mieux. Ce mieux fut précisément la cause d'une négligence dans le traitement; et, pour ne pas éveiller l'enfant, dont le sommeil semblait calme, on resta une nuit entière sans déterger les fausses membranes. Le lendemain tout était changé : les phénomènes locaux plus intenses, l'état général grave; le bacille de Klebs avait pu, pendant toute cette nuit, sécréter librement son poison. Je fis reprendre le traitement avec la plus grande énergie, le mieux reparut et, au bout de peu de jours, l'enfant entrait en convalescence.

Dans ce cas, comme dans bien d'autres, nous avions pu voir l'influence de la lésion locale, bénigne en apparence, se manifester sur l'état général et former la transition entre la diphtérie purement locale exempte de toute réaction, et la diphtérie dans laquelle les phénomènes généraux font prendre un rôle prépondérant.

Chez les animaux en expérience, les choses se passent absolument de la même manière. J'ai déjà dit que la gravité du cas originel semblait sans influence sur la marche de la maladie. Les lésions initiales peuvent être bénignes en apparence et s'accompagner d'une intoxication des plus graves. Mais ce rapport est si vrai, si exact, que si, dans bien des cas, on constate chez l'homme des paralysies diphtéritiques à la suite de lésions locales et d'apparence peu grave, il est également possible, chez les animaux, de rencontrer des paralysies après les cas les plus légers. Je le répète, la diphtérie expérimentale que MM. Roux et Yersin ont communiquée aux animaux, est absolument identique à la diphtérie de l'homme, et on trouve dans leurs expériences, comme en clinique, une forme légère qui, cependant, est bien la même maladie et peut subir la transformation en forme grave, comme nous le voyons souvent. Mais les expériences ont l'avantage de pouvoir nous éclairer sur la genèse de ces cas graves; elles nous font voir qu'alors c'est le bacille qui sécrète activement la substance nuisible, qui infecte l'organisme; elles nous montrent qu'en attaquant ce bacille, nous pouvons espérer arrêter sur place la sécrétion du poison et nous opposer efficacement à l'intoxication générale. Mais pour ce faire, il ne faut pas effleurer les fausses membranes; il faut chercher à les modifier, à les détacher, sans toutefois excorier la muqueuse.

C'est en effet, vous le savez, dans les fausses membranes que se trouve le bacille de Klebs. Voici quelle est sa position par rapport aux éléments fibrineux et organiques de la fausse membrane. Sur la coupe de cette fausse membrane on trouve : 1° Sur la muqueuse à laquelle ils adhèrent, une couche de fibrine granuleuse et un réseau fibrineux contenant des globules rouges échappés des vaisseaux capillaires de la muqueuse; 2° à la surface de cette couche fibrineuse, les bacilles de Klebs, mélangés à des microbes divers, microcoques et des bâtonnets qui ont rendu la recherche du microbe de Klebs très difficile au début de ces études. Le microbe de Klebs est le seul élément caractéristique de la diphtérie, les autres microbes se trouvent dans beaucoup d'angines non diphtéritiques.

Si nous continuons l'analyse comparative que nous avons commencée, il nous sera facile de démontrer que, tout en établissant sur une base inébranlable l'unité de la diphtérie, l'expérimentation a pu, chez les animaux, reproduire toutes les variétés cliniques, si bien décrites par Bretonneau et Trousseau.

B. — FORME INFECTIEUSE.

Dans la forme infectieuse, outre les fausses membranes, ordinairement un peu plus étendues que dans l'angine couenneuse simple, on constate la production d'un œdème contigu, l'envahissement des ganglions voisins qui sont eux-mêmes le siège d'une adénite œdémateuse des plus intenses; il se produit là en quelque sorte une infiltration progressive plus ou moins rapide du poison. Or, qu'ont vu sur les animaux MM. Roux et Yersin? Le tissu cellulaire autour du point où a été faite l'injection s'œdématie, le ganglion le plus voisin de l'injection devient le siège d'une adénite œdémateuse. En un mot, si l'on compare les lésions locales observées chez l'homme, à celles que ces expérimentateurs ont constatées chez les animaux, on s'aperçoit que l'identité est absolue, et qu'il est fort légitime d'appliquer à la pathologie humaine les données fournies par l'expérimentation.

C. — FORME TOXIQUE.

C'est surtout la forme toxique qui va nous fournir la preuve que la diphtérie est bien une, ainsi que l'expérimentation le démontre. Cette forme toxique est caractérisée, comme vous le savez, par l'existence de fausses membranes, en général plus considérables que dans les autres formes, et s'accompagne d'un œdème énorme des parties voisines, d'une déchéance vitale très considérable ; enfin, dans certains cas, on peut voir la mort se produire en deux ou trois fois vingt-quatre heures.

Telles sont les grandes lignes qui caractérisent la maladie; nous aurons à les reprendre en détail dans nos prochaines leçons, mais pour aujourd'hui cette énumération sommaire est suffisante. Or, je l'ai déjà dit et je le répète, il arrive souvent que cette forme toxique est précédée pendant quelques jours par les symptômes et les lésions d'une diphtérie relativement bénigne, même d'une angine simple et qui n'attire l'attention ni des malades ni souvent même des médecins. En voici un exemple frappant que je vous ai souvent cité ici :

Une jeune femme, dans un état de santé parfaite,

s'était exposée en suivant une chasse, à l'humidité et au brouillard ; c'était un vendredi. Le soir même elle éprouvait un léger mal de gorge dont elle ne se tourmente pas, étant sujette à de fréquentes amygdalites, elle faisait appeler le médecin, qui ne constatait à sa visite du samedi matin que quelques points blancs sur les amygdales et était si peu inquiet qu'il remettait sa seconde visite au lundi. D'ailleurs cette dame était à la campagne dans des conditions de bien-être et d'hygiène excellents, et tout semblait devoir éloigner l'idée de diphtérie. Pendant la journée du dimanche, la malade se sentit plus fatiguée ; elle ne fit cependant pas appeler le médecin. Le lundi matin il la trouva dans un état des plus graves ; toute la gorge était tapissée de fausses membranes, les ganglions énormes, la face œdématiée, et, symptôme d'une intoxication générale grave, la pauvre malade le jour suivant était en proie à une diphtérie des plus dangereuses. Elle avait une oppression angoissante sans que le larynx fût envahi. Dans la nuit du mardi au mercredi la malade succombait.

Or, ces cas graves, foudroyants en quelque sorte, MM. Roux et Yersin les ont souvent observés dans leurs expériences, et cela dans des conditions bien déterminées. C'est avec le produit toxique sécrété par le bacille de Klebs dans des bouillons de culture que ces auteurs ont provoqué des cas analogues. Le cobaye, c'est un point qu'ils ont nettement démontré, est très sensible à l'action du poison diphtéritique ; or, quand on injecte à ces animaux des doses diverses de ce poison complètement dépourvu de microbes, on observe des phénomènes variables suivant la quantité de poison injecté.

Si on administre, par exemple, 35 centimètres cubes de bouillon de culture privé de microbes, on peut voir la mort survenir en quarante-huit heures avec tous les symptômes d'un empoisonnement diphtéritique comparable à ce qu'on observe chez l'homme dans les cas mortels. Bien plus, à l'autopsie des animaux intoxiqués, on constate comme chez l'homme, les altérations suivantes : le sang est diffluent, non coagulé, les vaisseaux, les capillaires surtout sont dilatés, des hémorrhagies interstitielles et des dégénerescences graisseuses du foie et des reins. Si la dose est moindre, tantôt l'animal meurt plus lentement, tantôt il peut survivre, mais alors surviennent d'autres symptômes qui établissent une fois de plus l'identité des deux affections : ce sont les paralysies. Comme celles que l'on observe chez l'homme, ces paralysies sont en général limitées au début, mais il arrive souvent, au moins dans les expériences de ces messieurs, qu'elles se généralisent peu à peu, et finissent par envahir tout le corps. On voit alors l'animal étendu dans sa cage, sans pouvoir faire un mouvement et survivre quelque temps jusqu'à ce qu'il succombe à une paralysie des muscles respiratoires. Cette marche envahissante est rare chez l'homme ; cependant on en observe quelquefois des exemples, et elle est même une preuve de plus de l'identité de a diphtérie humaine avec la diphtérie et l'intoxication diphtéritiques inoculées expérimentalement.

Vous le voyez, MM. Roux et Yersin ont reproduit chez les animaux la diphtérie dans toutes ses manières d'être, ils ont montré que l'agent de l'infection est bien le bacille de Klebs ; que ce bacille se localise d'abord sur un point d'une muqueuse, mais qu'il ne peut s'y multiplier, s'y greffer que quand la muqueuse est déjà excoriée; que là, la fausse membrane dans laquelle le bacille pullule, est le siège d'une sécrétion toxique qui, absorbée, empoisonne l'organisme et devient la source des accidents généraux. Ce sont là des faits absolument prouvés et que vous pouvez désormais considérer comme acquis. C'est bien, en effet, le poison sécrété qui produit les accidents généraux ; les auteurs l'ont prouvé de deux manières : la première, nous l'avons déjà dit, en injectant aux animaux cette substance toxique elle-même dépourvue de microbes, la seconde en établissant par des examens multipliés, que, même dans les cas les plus graves, même dans ceux où l'intoxication est la plus profonde, il est impossible de retrouver le bacille de Klebs, ni dans le sang ni dans les organes.

L'expérimentation et la clinique, comparées se trouvent donc contrôlées l'une par l'autre, légitiment de tous points la définition de la diphtérie telle que je vous l'ai exposée au début; qu'il s'agit bien d'une affection pseudo-membraneuse dont la caractéristique suffisante et nécessaire est la présence du bacille de Klebs, car tous les symptômes sont sous la dépendance des fonctions de ce microorganisme.

Cette conception est féconde, elle nous met en effet désormais en présence d'un type bien défini, dont l'analyse nous permettra de diriger nos recherches et nos efforts dans un sens précis; elle sera, je l'espère, prochainement confirmée par des résultats pratiques.

Après avoir ainsi envisagé dans leur ensemble, les conséquences cliniques des recherches de MM. Roux et Yersin, il me reste à insister sur quelques points qui méritent au plus haut degré l'attention des cliniciens et des hygiénistes.

En premier lieu, il importe d'étudier certaines particularités qui sont propres au microbe de Klebs; quelle est sa vitalité, sa durée?

MM. Roux et Yersin ont constaté que, dans des tubes fermés à la lampe, le microbe de Klebs pouvait conserver ses propriétés pathogènes pendant plus de cinq mois. Sa puissance, il est vrai, est atténuée au bout de ce laps de temps. Au contraire, le liquide de ces cultures anciennes contient une bien plus forte proportion de poison diphtéritique. Ajoutons, pour achever l'analyse sommaire des propriétés biologiques du bacille, que repris dans ces vieilles cultures, et transporté dans un nouveau milieu, le microbe de Klebs pullule de nouveau et produit de nouvelles cultures très virulentes. A l'air libre le microbe semble se conserver moins longtemps, mais ces détails de biologie demandent encore de nouvelles recherches. Enfin, plus le microbe est abondant dans une culture jeune, plus cette culture est apte à produire la diphtérie, à faire naître les fausses membranes sur les muqueuses.

Ces résultats expérimentaux concordent parfaitement avec les observations cliniques et nous fournissent l'explication de certaines particularités d'un haut intérêt pratique.

J'ai eu l'occasion d'observer un fait qui prouve bien cette vitalité du microbe; si je cite celui-là, quoique j'en aie vu un certain nombre du même genre, c'est qu'il est des plus démonstratifs.

Une famille a été pendant plusieurs années, et tant qu'elle a habité le même appartement, éprouvée par les atteintes de la diphtérie, et cependant cette famille quittait Paris pendant six mois chaque année. Le microbe se conservait donc dans l'appartement pendant plus de six mois; il y était atténué certainement, mais quand, implanté de nouveau sur la muqueuse de pharynx, il trouvait un milieu de culture favorable, il reprenait toute sa virulence. Cette famille s'est installée sur mes instances dans un nouvel appartement, remis à neuf, et ne reste plus soumise aux mêmes accidents diphtéritiques. Ces faits et les expériences concordantes nous démontrent que, pour la diphtérie comme pour les autres affections microbiennes.

l'agent de contage, le microbe, conserve sa vitalité pendant longtemps et peut la réveiller, la renouveler après une notable atténuation.

Je ne veux pas entrer ici dans des considérations théoriques sur la nature, le mode de production du poison diphtéritique, sur l'influence que peut jouer le milieu de culture; ce sont là des questions de grande valeur, mais qu'il faut laisser à l'observation et à l'expérience la tâche d'expliquer.

Il est enfin un autre point de vue auquel le mémoire de MM. Roux et Yersin mérite d'être médité, c'est en ce qui concerne le mode de contagion de la diphtérie.

Nous avons déjà dit que le microbe ne pouvait agir que sur une muqueuse au préalable altérée; retenons ce fait, car s'il nous explique au point de vue clinique la fréquence de l'invasion de la diphtérie dans certaines conditions, il est au moins une raison pour atténuer les craintes qui ne manqueront pas de se répandre en présence des conclusions expérimentales.

Il faut cependant considérer l'isolement comme une nécessité absolue. Ce matin même j'ai vu un de ces cas douteux où prononcer affirmativement le mot diphtérie est impossible; il y a quatre enfants dans la famille; j'ai prescrit l'isolement. A ce propos encore je citerai le cas d'un petit malade qui eut une angine douteuse et guérit; mais un second enfant de cette même famille succomba au croup, venant ainsi affirmer un diagnostic que je croyais incertain; un troisième, âgé de neuf mois, eut une trachéo-bronchite toxique, et mourut à son tour quelques jours après.

Les faits de ce genre sont bien connus, mais l'expérimentation est venue les expliquer en élargissant, en légitimant nos conclusions. C'est pour ce motif que je me suis étendu longuement sur le travail de MM. Roux et Yersin. Ces recherches capitales pour l'étude de la diphtérie ne nous ont pas encore donné tout ce que nous sommes en droit de leur demander, mais les auteurs promettent de les poursuivre et leur habileté est garante du succès. Pour nous, nous leur ferons encore de nombreux emprunts dans nos prochaines leçons, en étudiant le diagnostic et le traitement de la diphtérie.

DEUXIÈME CONFÉRENCE

DIAGNOSTIC. — PRONOSTIC. — ÉTIOLOGIE DE LA DIPHTÉRIE

SOMMAIRE. — *Diagnostic et pronostic :* Difficultés et causes d'erreur dans le diagnostic de la diphtérie localisée. Réserves nécessaires. Signes de la diphtérie *localisée, infectieuse ou toxique.* Pronostic de chacune d'elles.

MESSIEURS,

Je ne veux pas entreprendre de vous exposer ici dans tous ses détails le diagnostic classique de la diphtérie; cette étude complète, vous la trouverez dans de nombreuses publications; mais, au point de vue purement pratique, il est certaines particularités qu'il importe de bien faire ressortir, certaines difficultés qu'il faut signaler; c'est à cela que je veux borner les considérations que je vais développer devant vous.

C'est surtout le diagnostic de la *diphtérie locale* qui peut présenter, au lit du malade, des obstacles parfois insurmontables. Sous ce rapport, permettez-moi d'insister en quelques mots sur les caractères qui lui sont propres. Elle est essentiellement constituée par une fausse membrane, dont la couleur varie suivant son ancienneté, suivant qu'il y a ou non des exsudats sanguins à la surface de la muqueuse, et qui présente comme caractères distinctifs un certain degré d'élasticité, et — fait essentiel — ne se dissocie pas quand on l'agite dans l'eau. Il faut donc l'avoir détachée de la muqueuse non ulcérée qu'elle recouvre, pour pouvoir affirmer le diagnostic. Je sais bien que, d'après ce que nous avons dit dans notre précédente leçon, on pourrait, par l'examen bactériologique, avoir une certitude absolue ; mais, ce procédé peu applicable pratiquement, actuellement du moins, n'est pas nécessaire. Il faut, je le répète, avoir en main la fausse membrane dont je viens de parler; apprécier *de visu* ses caractères; alors le diagnostic peut être considéré comme acquis.

Tous les autres produits blanchâtres qu'on peut rencontrer dans les mêmes régions (herpès, angine pultacée, muguet) se dissocient quand on les agite dans l'eau; la fausse membrane diphtérique seule résiste à cette dissociation. J'insiste sur ce point, parce que son examen attentif vous empêchera de commettre bien des erreurs.

La conséquence que nous pouvons tirer de cette première affirmation est la suivante : quand on peut détacher la fausse membrane, l'avoir sous les yeux, dans la main, le diagnostic est facile. Mais il est bien des cas où ce signe nous fera défaut, où, pour une cause ou pour une autre, nous ne pourrons saisir cette fausse membrane. Ce sont des cas difficiles, ceux pour lesquels il importe de réunir un faisceau de preuves secondaires, qui, si elles ne donnent pas une certitude absolue, pourront au moins nous éclairer dans les circonstances les plus ordinaires.

Reconnaissons d'abord que dans un certain nombre de cas, surtout au début, le diagnostic de la diphtérie n'est pas possible ; on constate bien qu'il y a des raisons pour ne pas croire à une angine inflammatoire simple, mais on ne peut trancher la question. A cette période, en effet, si le microbe existe à la surface de la muqueuse, il ne s'est pas encore suffisamment multiplié, il n'a pas encore formé de colonies visibles, ni provoqué l'apparition de fausses membranes, et il faut se borner à une surveillance très attentive. Un peu plus tard, et c'est le cas que vous rencontrerez généralement dans la pratique, il existe sur les amygdales quelques petits points blancs isolés; sont-ils dus à un dépôt d'aliments dans les follicules amygdaliens, à une desquamation épithéliale, ou à toute autre cause, ou bien sont-ils d'origine diphtérique? Vous ne pouvez les détacher par lambeaux assez étendus pour en constater les qualités : il faut donc rester encore dans l'incertitude. Non pas cependant d'une manière absolue, car si vous étudiez avec soin la disposition de ces points blancs suspects, vous verrez que, s'ils appartiennent à l'angine pultacée, ils sont localisés sur les amygdales, que, s'ils viennent à envahir la gorge, ils le font de proche en proche. Souvent, au contraire, quand on se trouve en présence de la diphtérie, on voit, sur la luette, sur les piliers du voile du palais, des points blancs isolés, des petites lignes pseudo-membraneuses, blanchâtres, qui ne sont autres que des colonies d'inoculation secondaire. L'existence de ces plaques sur la luette, sur les piliers, sur le pharynx, a, en pratique, une très grande importance ; elle suffit dans bien des cas pour lever tous les doutes, et pour démasquer la diphtérie. Mais votre certitude deviendra bien plus complète encore si, après avoir pu enlever un de ces points blancs, vous constatez sa résistance, son élasticité et surtout sa tendance à la reproduction rapide.

Quoi qu'il en soit, certains cas se présentent avec une incertitude telle qu'il nous est impossible, quelque rigoureuse que soit l'analyse des signes, de nous prononcer.

Vous êtes peut-être surpris de cette assertion, et vous pourriez croire que j'exagère à plaisir la difficulté; aussi je veux vous prouver de suite la véracité de mon dire en vous citant des faits que j'ai observés dans ma clientèle et qui frapperont davantage votre esprit.

Vous vous rappelez l'histoire de cette jeune emme qui succomba en quatre jours à une angine hypertoxique, et chez laquelle le premier jour le médecin n'avait pu constater qu'une angine pultacée.

Récemment, j'étais appelé, un mercredi, auprès d'une petite fille qui présentait, sur chaque amygdale, un ou deux petits points blanchâtres, sans caractères spéciaux et sur la nature desquels il me fut impossible de me prononcer. Le jeudi, les amygdales et le voile du palais étaient recouverts de plaques opalines, adhérentes, nettement diphtériques.

Un cas récent de diphtérie des lèvres vient encore de nous en fournir la preuve de la difficulté de ce diagnostic de diphtérie localisée.

Un petit garçon avait sur la lèvre inférieure un léger dépôt d'apparence couenneuse, mais comme il était sujet à des ulcérations impétigineuses et à des gerçures de la muqueuse labiale, et comme, d'autre part, il ne présentait rien de semblable dans la bouche ni dans la gorge, je laissai mon diagnostic en suspens. Quelques jours après survint une angine à plaques blanches assez sérieuse me démontrant qu'il s'agissait bien de produits diphtériques. La mère de l'enfant, un ami de la maison et un domestique furent contaminés par ce petit malade, dont l'affection ne pouvait être reconnue avec précision dès les premiers jours.

En 1883, une infirmière de mon service a présenté également sur la lèvre inférieure une petite plaque, dont la nature diphtérique ne fut démontrée que par une angine consécutive, et par la paralysie du voile du palais qui la suivit.

Quand la diphtérie débute par la muqueuse du

nez, elle siège soit à l'entrée de l'orifice nasal, soit sous les cornets et le diagnostic reste longtemps des plus incertains, car il y a peu d'enfants qui ne soient entachés plus ou moins de scrofule ou de lymphatisme et qui ne présentent, de par ce fait, ou du coryza ou de petites ulcérations impétigineuses autour des narines. C'est au niveau de ces petites plaies ouvertes que la diphtérie apparaît ordinairement et on ne peut, dès le début, savoir s'il s'agit de fausses membranes diphtériques ou seulement de ces produits grisâtres si fréquents à la surface des ulcères atones chez les strumeux.

Il me serait facile de multiplier ces exemples, mais je crois que la relation des cas précédents suffit pour vous montrer combien est obscur parfois le diagnostic de la diphtérie et quelles erreurs graves on peut commettre à ce propos. Et cependant je ne vous ai parlé que des cas où cette affection s'étant manifestée sur des muqueuses extérieures visibles, vous pouviez toujours voir, quelquefois saisir la fausse membrane ou les produits supposés tels. Quand il s'agit de reconnaître des *croups* d'emblée, des *croups* sans angine couenneuse concomitante, la difficulté est beaucoup plus grande. Les cas en sont très rares, il est vrai, dans la clientèle de la ville, mais ils le sont moins à l'hôpital. J'avais dans ma salle, il y a quelques jours, une petite fille qui, dans le cours de la rougeole, a présenté ainsi un croup d'emblée dont les signes ne différaient pas de ceux fournis par la laryngite intense qu'on observe quelquefois dans cette fièvre éruptive ; le diagnostic n'a été fait et la nature de la laryngite reconnue que quand la couenne est apparue dans la gorge.

Ceci admis, permettez-moi de vous rappeler les caractères principaux qui pourront vous servir à établir les bases de ce diagnostic. La diphtérie peut être : *localisée*, *infectieuse* ou *toxique*. Voyons quels sont les éléments du diagnostic dans chacun de ces cas.

Quand la diphtérie est locale, on peut dire que le diagnostic est ou très facile ou très difficile. Si la couenne est formée complètement, si elle présente des caractères aisés à reconnaître : une surface veloutée, une autre rugueuse, recouverte d'aspérités ; l'élasticité, la conservation de l'aspect membraneux après projection dans l'eau, etc. ; alors l'erreur est impossible et ce n'est pas de ces cas vulgaires dont je veux vous parler. Je veux attirer votre attention sur les cas analogues à ceux que je viens de mettre en relief où il n'existe qu'un ou deux petits points blancs, pouvant se présenter sous les formes les plus diverses : de la grosseur d'une tête d'épingle, d'une lentille, d'une gouttelette, d'un filament ténu ; c'est alors que la difficulté du diagnostic est extrême et que vous pourrez facilement confondre l'angine diphtérique avec le muguet, avec les produits pultacés ou herpétiques.

Je ne méconnais pas la valeur des caractères relevés par les ouvrages classiques : dans l'angine pultacée, le dépôt blanc a l'aspect d'un enduit crémeux, légèrement bombé, peu adhérent; que dans l'angine herpétique, le produit formé par la réunion des vésicules ulcérées, présente un bord festonné, entouré d'une auréole d'un rouge vif. Tandis que dans la diphtérie il y a des plaques déprimées, très adhérentes et s'accompagnant toujours d'engorgement ganglionnaire sous-maxillaire. Ce serait une grosse erreur de croire que les choses se passent toujours ainsi: en clinique, il en est tout autrement. Sachez bien que vous verrez des angines diphtériques se présenter avec les caractères des angines inflammatoires pultacées ou d'autres angines encore plus bénignes, et que les malades n'en seront pas moins exposés à la diphtérie, avec toutes ses complications et ses conséquences. L'erreur sera d'autant plus aisée que vous pourriez même observer, pour tous symptômes (la couenne se trouvant cachée derrière les amygdales), de la douleur et une rougeur intense qui sont plutôt le fait de l'angine inflammatoire que de l'angine diphtérique, mais le plus souvent le tableau sera celui de l'angine pultacée.

Aussi ne vous hâtez pas de faire un diagnostic dès la première heure. Soyez toujours réservés, les conditions générales fussent-elles les meilleures au point de vue de la contagion et de l'hygiène. Pour ne pas vous exposer à de cruels mécomptes, dites nettement à la famille qu'il vous est impossible de faire un diagnostic avant un nouvel examen.

Revenez dans la soirée (je suppose que vous avez fait votre première visite dans la matinée) et si vous constatez une petite pellicule blanchâtre, qui, partie du premier point malade, s'étende et se propage à l'autre côté de la gorge, si surtout *le voile du palais est atteint,* alors n'hésitez plus, affirmez la diphtérie.

Je ne saurais trop insister sur la valeur diagnostique de la présence d'*une petite tache blanche sur la luette ou sur le voile du palais.* Quand, dans une angine à points blancs, vous observerez, soit sur le voile du palais, un point blanc adhérent, légèrement étalé, soit sur le pilier antérieur, une traînée blanchâtre, si étroite et si courte qu'elle soit, ou bien sur la luette, un produit blanc qui tende à lui faire un tiers ou un quart de capuchon, alors le diagnostic est certain : *c'est de la diphtérie.* Le muguet confluent seul peut envahir ces mêmes régions, mais alors dans des conditions si spéciales que le doute ne saurait persister bien longtemps. Si, au contraire, le voile du palais, les piliers et la luette sont indemnes, le diagnostic ne peut être fait judicieusement d'une façon précipitée ; il faut attendre la plaque, à moins que des conditions générales, telles que l'existence d'une épidémie actuelle, la possibilité d'une contagion, ne fassent de suite pencher la balance.

La diphtérie localisée est difficile à reconnaître non pas seulement à cause de l'aspect qu'elle présente, mais encore à cause des sièges qu'elle occupe quelquefois, quand elle se montre ailleurs que dans la gorge, qui est presque toujours son lieu d'élection. C'est à l'orifice du nez, à la surface d'une plaie ou d'un vésicatoire, sur la vulve, à la partie postérieure de l'oreille, sur les lèvres que vous verrez apparaître ces dépôts gris blanchâtres dont vous serez fort embarrassés de préciser la nature. Vous devrez toujours penser à la diphtérie, mais vous devrez attendre l'évolution de la maladie avant de vous prononcer définitivement. Au nez, à l'oreille, aux lèvres, la couenne diphtérique se montre sur les ulcérations soit herpétiques, soit impétigineuses que les enfants présentent si souvent. Quand, en pareille circonstance, vous verrez la surface ulcérée se recouvrir de produits grisâtres mal définis, tenez-vous sur la réserve, n'affirmez pas la diphtérie, *mais instituez cependant le traitement de cette dernière.* Il en est de même pour les couennes fibrineuses qu'on observe parfois à la surface des plaies et des vésicatoires, et qui prennent une coloration grise toute spéciale. Est-ce ou n'est-ce pas de la diphtérie? Il est certain que les unes sont diphtériques et les autres ne le sont pas. Les diphtéritiques contiennent le microbe de Klebs, les autres en sont dépourvues; mais, cliniquement, elles n'offrent aucun signe différentiel et le diagnostic est presque impossible; aussi devra-t-on agir comme si elles étaient démontrées d'origine diphtérique. En voulez-vous un exemple? Un jeune homme de quatorze ans est opéré d'un phimosis dans un grand hôpital de Paris. Il en sort avec une plaie non cicatrisée recouverte d'une plaque grise. Deux jours après je fus appelé à constater chez lui une angine couenneuse infectieuse, qui l'enlevait au huitième jour.

La diphtérie est aisément reconnue quand elle revêt l'une des formes graves (infectieuse ou toxique), mais, dans ce cas, il ne suffit pas de diagnostiquer l'existence de la diphtérie, il faut encore savoir quelle est sa forme.

L'*angine infectieuse* se manifeste par des symptômes locaux et généraux d'une grande intensité. Les fausses membranes s'étendent rapidement et tapissent bientôt toute la gorge dans l'espace de quelques jours, quelquefois de quelques heures; brunâtres et sanguinolentes, elles se putréfient sur place et exhalent une odeur fétide caractéristique qu'elles communiquent à l'haleine; la douleur est beaucoup plus vive qu'on ne le dit généralement; les ganglions sont volumineux et le tissu cellulaire voisin est très œdématié. Le cou, ainsi notablement augmenté de volume, se continue directement avec la face et présente cet aspect que mon ami M. de Saint-Germain a désigné d'un trait ineffaçable en le désignant sous le nom de : *cou proconsulaire*.

L'état général trahit l'empoisonnement de l'organisme : les forces sont brisées, la somnolence alterne avec l'insomnie résultant souvent de la douleur qui présente des paroxysmes nocturnes. La mort a lieu par généralisation de la diphtérie, quelquefois très rapidement. Inutile d'insister, vous ne voyez que trop souvent des cas semblables dans cet hôpital.

Dans la *diphtérie toxique*, l'état général domine la scène et paraît souvent hors de proportion avec l'état local. La face est pâle, la joue est luisante et froide, le teint plombé; les couennes grises ou brunâtres sont d'une fétidité extrême; la prostration des forces est complète; la température centrale s'élève, le pouls se ralentit, les extrémités se refroidissent et la mort survient toujours au bout de deux ou trois jours.

Dans le cours de certaines maladies infectieuses, telles que la scarlatine et la fièvre typhoïde, on voit se développer parfois des angines, tantôt de nature diphtérique, tantôt simulant la diphtérie. Le diagnostic est alors des plus difficiles; l'absence de dépôt blanc sur le voile du palais et sur le pharynx, la localisation exacte de ce dépôt sur les amygdales seront en faveur d'une angine non diphtéritique; diphtéroïde, comme disait Lasègue; mais, il faut bien le dire, ce ne sont là que des signes de probabilité, car la diphtérie peut rester ainsi localisée; la marche de la maladie et l'examen direct du produit blanchâtre détaché permettront seuls le plus souvent d'affermir le diagnostic.

Le diagnostic du croup est facile quand on voit ses différents symptômes (toux rauque d'abord, voilée ensuite, sifflement laryngo-trachéal, tirage, etc.) apparaître du troisième au neuvième jour à la suite d'une angine dont la nature diphtéritique a été reconnue. Mais il n'en est plus de même quand il s'agit d'un croup d'emblée, ce qui est, je le répète, un cas des plus rares; alors l'erreur est possible et une confusion peut s'établir, soit avec la laryngite inflammatoire intense, qui se rencontre quelquefois dans la rougeole, soit avec la laryngite striduleuse (faux croup). Le faux croup présente cependant une physionomie bien distincte de celle du croup. Il débute brusquement au milieu d'une santé parfaite; l'enfant a bien dîné la veille et s'est couché bien portant, à peine enroué; tout à coup, au milieu de la nuit, il se réveille en sursaut, en proie à une oppression extrême; la toux est rauque, la voix voilée, la frayeur et l'anxiété du petit patient sont à leur comble. Puis, au bout d'un quart d'heure, le calme revient, tout rentre dans l'ordre, et l'on constate que la gorge est indemne. L'enfant se rendort et tout est fini.

Le faux croup peut simuler le croup, non pas assurément quand la laryngite striduleuse se montre avec tous les caractères classiques que vous connaissez, mais quand, par ses anomalies, une durée plus longue, quelques symptômes concomitants, elle sort des types connus.

Les tout jeunes enfants, particulièrement ceux au-dessous de deux ans, sont parfois atteints de laryngite intense, franchement inflammatoire, qui donne lieu à des symptômes inquiétants : voix éteinte, tirage plus ou moins prononcé, accès de suffocation, en un mot tout le syndrome du croup. Le diagnostic ne saurait être établi dès le premier jour. En se fondant sur l'absence de fausse membrane dans la gorge, sur la décroissance des accidents dyspnéiques, on peut, au bout de quelques jours, être à peu près convaincu que la diphtérie est étrangère à ces accidents.

Il vint un matin à Necker, à la consultation de Bouley, dont j'étais l'interne, un jeune garçon présentant tous les symptômes d'une laryngite intense, chez lequel la voix était même éteinte, qui fut admis comme atteint de croup; l'asphyxie allait croissant, et je me constituai de garde près de lui pour le trachéotomiser, lorsque l'opération deviendrait nécessaire. Cet état dura jusqu'à cinq heures du soir; à ce moment les accidents cessèrent brusquement et ne reparurent plus. Il s'agissait d'un faux croup. C'est assez vous dire que cette affection peut prendre parfois des allures qui simulent, mieux qu'on ne le pense généralement, le croup vrai.

Après la laryngite striduleuse la voix peut rester éteinte; dans d'autres cas elle coïncide avec un autre état morbide, et des symptômes généraux; ici encore le diagnostic est bien incertain.

J'ai vu tout récemment un enfant qui, sous ce rapport, présentait un type bien complexe. Cet enfant, âgé de quinze mois seulement, était atteint d'un impetigo couvert de couennes blanchâtres, accompagné d'un mouvement fébrile. Puis survint une toux caractéristique, de la dyspnée, un sifflement étrange, profond, plus trachéal que laryngé; enfin les couennes non diphtéritiques de l'impetigo disparurent; mais déjà, chez cet enfant, la durée des symptômes, pendant plus de dix jours, permettait d'éliminer l'hypothèse du croup et de rattacher l'ensemble des symptômes d'étouffement à une trachéite compliquée d'engorgements ganglionnaires.

Mais le faux croup n'est pas la seule affection laryngée avec suffocation qui puisse en imposer pour le croup. En voici un cas bien remarquable : un enfant dyspnéique présentant le syndrome du croup fut placé par erreur dans le pavillon de la diphtérie. Il y contracta la maladie, on l'opéra, il mourut. A l'autopsie on constata que les accès de suffocation étaient produits par des végétations, par de nombreux papillomes déjà fort anciens. La diphtérie était seulement répandue dans les bronches et très limitée. Les erreurs de ce genre ne sont pas absolument rares.

Les abcès rétro-pharyngiens peuvent également simuler le croup. On nous a amené ici, comme étant frappé du croup, un enfant de huit à neuf mois, en proie à de la dyspnée au moment de l'inspiration et d'accès de suffocation de plus en plus rapprochés. Mon collègue et ami de Saint-Germain ouvrit l'abcès et l'enfant guérit en fort peu de temps.

Ces quelques exemples suffiraient amplement à faire ressortir les difficultés qui entourent souvent le diagnostic du croup, même quand il paraît caractérisé par ses signes les plus typiques. Vous comprendrez que si le diagnostic précoce de la diphtérie du pharynx a une importance de premier ordre, celui de la diphtérie laryngée doit être serré de plus près encore. Vous ne sauriez donc vous entourer de trop de précautions avant de prononcer le diagnostic de croup et je vous engage à une grande réserve dans les cas douteux; heureusement vous les rencontrerez rarement.

Le croup non suffocant présente une physionomie clinique toute spéciale, c'est la diphtérie laryngée toxique; on y reconnaît tous les symptômes de cette dernière, unis à ceux du croup, moins la suffocation. Il y a sensation d'obstacle, pas de tirage et les accès paroxystiques font défaut.

Avant d'aborder l'étude du traitement de la diphtérie — ce sera l'objet d'une prochaine leçon — il nous reste à dire quelques mots des complications, du pronostic et des causes qui peuvent favoriser l'évolution de cette maladie.

Le *pronostic* de la diphtérie est toujours des plus sérieux; il faut cependant tenir compte de sa forme, des complications, qui peuvent ne pas se produire, et de l'âge du sujet.

La diphtérie locale est évidemment la forme la moins grave. La guérison a lieu en moyenne dans la moitié des cas. C'est ordinairement *du troisième au neuvième jour* que le croup se déclare quand la couenne s'étend. Si le neuvième jour se passe sans troubles laryngés, il y a de grandes chances pour qu'il n'y ait pas de croup. C'est en se basant sur ces deux points principaux que vous devrez régler votre conduite vis-à-vis des parents; mais vous resterez toujours sur la réserve en songeant qu'une angine qui semble bénigne aujourd'hui peut être infectieuse demain et que le croup apparaît parfois le dixième ou même le douzième jour seulement.

J'ai observé récemment un cas de ce genre : je soignais un jeune enfant pour une angine diphtéritique, tout à fait locale. Il était arrivé au douzième jour; tout faisait présager une issue heureuse et je me plaisais à éloigner l'idée d'un croup possible. Le soir même, mon petit malade avait la voix rauque, la respiration sifflante, et trois jours après (le quinzième jour de la maladie), il était trachéotomisé; il a heureusement guéri.

Vous devrez aussi être prévenus des allures trompeuses que peut prendre la maladie; je veux vous parler de ces cas où la diphtérie, après être restée localisée et avoir, pour ainsi dire, guéri, au bout de huit à neuf jours, renaît le dixième ou le douzième jour et se généralise. Au commencement de cette année, j'ai été témoin d'un cas semblable chez une petite fille de cinq ans qui avait été opérée de la trachéotomie le huitième jour; à ce moment, l'angine était presque totalement guérie et l'état général assez satisfaisant. Le lendemain, les fausses membranes se montraient de nouveau sur le voile du palais, envahissaient bientôt toute la gorge, et l'enfant succombait deux jours après l'opération.

La diphtérie infectieuse guérit une fois sur dix. La diphtérie toxique est toujours ou presque toujours mortelle. Vous pourrez avoir, même de ce côté, des surprises heureuses, et je les désire bien pour vous. Vous verrez guérir, malheureusement bien rarement, des enfants chez lesquels tout portait à prévoir une mort prochaine. C'est ainsi que j'ai eu, au mois de juillet dernier, des cas de guérison inespérés et que je ne puis mettre que sur le compte de ce qu'on appelle : une bonne série. Ce sont de heureux hasards dont il ne faut pas tenir trop de compte d'une façon générale.

L'albuminurie n'aggrave le pronostic que quand elle est très abondante et très persistante. Il n'en est pas de même des complications pulmonaires, qui sont des plus redoutables.

L'âge a une grande influence : au-dessous d'un an, la mort est la règle; de un à trois ans, les chances de guérison sont encore bien faibles; à partir de trois à quatre ans, elles deviennent meilleures et augmentent avec l'âge jusqu'à sept et huit ans.

Il y a un point capital qui domine tout le pronostic : c'est le plus ou moins de résistance que l'enfant oppose à l'alimentation. S'il prend de la nourriture volontiers et en quantité suffisante, cela est du meilleur augure; un diphtéritique qui s'alimente abondamment a de grandes chances de guérir et la réciproque est également vraie.

L'éruption scarlatiniforme qui, dans certains cas, accompagne la diphtérie et peut être une cause d'erreurs, se distingue de cette fièvre éruptive par l'absence de haute température concomitante et de desquamation consécutive.

Les paralysies ne nous arrêteront pas; elles constituent un chapitre à part. En général leur pronostic n'est pas sérieux et il est très rare de leur voir revêtir la forme envahissante et mortelle que MM. Roux et Yersin ont observée chez certains de leurs animaux. Il m'a été donné de voir un cas, chez un petit garçon de trois ans, dont la paralysie lentement progressive a successivement atteint les membres inférieurs, le tronc et les muscles respiratoires. L'enfant a succombé sans fièvre, petit à petit, faute d'oxygène.

Je n'en dirai pas autant des hémorrhagies : elles constituent une complication des plus redoutables, un signe pronostic d'une gravité extrême.

La diphtérie, et c'est là une vérité qui a servi de base à toute notre étude, est essentiellement inoculable et contagieuse; cependant, outre cette donnée générale, il importe de savoir dans quelles circonstances elle se développe de préférence, et quelles sont les conditions qui peuvent modifier son évolution.

C'est surtout de trois à six ans que la diphtérie est fréquente; peut-être cette fréquence tient-elle à la fragilité de l'épithélium de la gorge à cet âge, car nous savons que pour être inoculée elle doit trouver l'épithélium des muqueuses altéré.

Certaines familles semblent avoir une prédisposition particulière à contracter la diphtérie.

Désormais, il faudra tenir grand compte dans les nouvelles statistiques afférentes à l'hérédité, des conditions hygiéniques dans lesquelles vivent certaines familles qui, après avoir été frappées de diphtérie, se refusent aux réfections complètes des appartements et ne soumettent pas les objets de literie et de décoration à la stérilisation des microbes.

Les maladies antérieures, surtout celles qui s'accompagnent de localisations dans la gorge (rougeole, scarlatine), prédisposent à la diphtérie.

Enfin, si la diphtérie se rencontre en toute saison et sous tous les climats, il est cependant certain qu'elle a une singulière préférence pour les climats humides, pour les pays à brouillards, là où les affections de la gorge sont ordinairement fréquentes. Nous en connaissons la cause aujourd'hui.

Au bout de combien de jours le diphtéritique guéri cesse-t-il de porter des éléments de contage? Nous ne saurions le dire d'une façon précise. L'examen fait sur le mucus buccal et pharyngé, et répété à diverses époques de la convalescence, permettra de trancher la question pendante.

Pour ma part, je maintiens l'isolement du convalescent pendant 15 jours et même trois semaines, suivant la gravité de la diphtérie passée, et pendant ce laps de temps, je conseille encore les gargarismes ou les irrigations une à deux fois par jour.

TROISIÈME CONFÉRENCE

TRAITEMENT.

SOMMAIRE. — *Traitement de la diphtérie :* traitement de l'angine diphtéritique : *badigeonnages, irrigations, gargarismes.* — *Traitement interne :* perchlorure de fer, copahu, cubèbe, toniques. — Traitement du croup.

Le traitement comprend un traitement prophylactique, et un traitement proprement dit.

Au point de vue prophylactique, la connaissance du bacille pathogène, de son mode de développement sur la muqueuse, de son évolution, de sa grande et longue vitalité, apporte un nouvel appoint aux données fournies par la clinique et confirme ces dernières.

Vous ne sauriez donc attacher trop d'importance à tout ce qui a trait à l'hygiène des enfants ; éviter les causes de refroidissements, les prétextes à l'exfoliation épithéliale de la muqueuse de la gorge, et des fosses nasales, fermer pour ainsi dire toutes les voies d'inoculation de l'élément de contage. Telles sont les indications principales de la prophylaxie, que complètent l'isolement, et l'antisepsie des locaux et des linges contaminés.

Il en est de même au point de vue thérapeutique; de nombreuses médications ont été préconisées, *a priori* et, pour la plupart, justement abandonnées : le mercure, le chlorate de potasse à haute dose, le bicarbonate de soude, etc. Tous, en conseillant de semblables moyens, avaient pour but d'agir sur le sang, à l'aide de dissolvants, d'alcalins, etc. Le résultat n'a pas répondu à leur attente et si on était tenté de faire de nouveaux essais de ce genre, il faudrait se rappeler que le sang ne contient pas de bacilles de la diphtérie, qu'il est donc inutile de vouloir combattre un ennemi absent. Le poison diphtéritique, contenu dans le sang et les viscères, est cause de l'infection. Ne faisons rien qui puisse augmenter son action en donnant un médicament débilitant; tâchons, au contraire, de favoriser la résistance de l'organisme à l'aide de toniques et d'excitants diffusibles multiples.

L'opium, les purgatifs, ou les vomitifs répétés, les sangsues, les vésicatoires doivent donc être également proscrits complètement.

Le *traitement local*, que je vous conseille, doit être d'autant plus énergique que nous savons que le mal, avant de devenir général, est d'abord local. En détruisant sur place l'agent infectieux, en empêchant sa pullulation, en enlevant le liquide sécrété on fera sûrement un acte bienfaisant et utile. Pour réussir, on mettra en œuvre divers moyens : badigeonnages, irrigations, gargarismes, pulvérisations.

Les *badigeonnages* doivent être faits à l'aide d'une

pince à forcipressure, autour de laquelle on enroule du coton hydrophile, de façon à former une petite quenouille, pour ainsi dire, de la grosseur d'une olive environ ; on aura deux pinces ainsi préparées.

Voici une solution d'acide salicylique qui me semble digne de vous être recommandée (1) :

Acide salicylique...........	0,50 centigr. à 1 gr.
Alcool.....................	Q. s. pour dissoudre.
Glycérine..................	40 gr.
Infusion d'eucalyptus......	60 gr.

Je procède de la manière suivante : avec une première pince armée de coton sec, je nettoie la gorge de façon à enlever les mucosités ou la salive qui recouvrent les fausses membranes. La seconde pince, dont le coton a été imprégné du collutoire, est portée sur les fausses membranes. Il ne faut pas se contenter de faire un simple badigeonnage, au sens strict du mot, il faut encore frotter avec une certaine force, de façon à détacher les parties les moins adhérentes, sans toutefois excorier la muqueuse sous-jacente.

Ces badigeonnages seront répétés toutes les heures, le jour, et 3 fois dans le courant de la nuit à partir de 9 heures du soir. J'insiste sur la nécessité absolue de la fréquence de ces attouchements ; et ce que nous apprennent MM. Roux et Yersin ne fait que m'encourager dans ma pratique déjà vieille à cet égard. Le bacille contenu dans les fausses mem-

(1) C'est M. Bergeron, secrétaire perpétuel de l'Académie, qui préconisa le premier les heureux effets de l'acide salicylique.

branes sécrète le liquide toxique ; il faut donc de toute nécessité l'enlever chaque fois qu'il se développe à nouveau et tâcher, par les antiseptiques appliqués localement, de troubler sa vitalité. L'observation clinique m'avait démontré le même fait quand je voyais une angine rester peu intense tant que les badigeonnages étaient faits régulièrement, puis augmenter brusquement quand on cessait le traitement, pour s'améliorer ensuite quand il était de nouveau repris avec énergie.

Si les fausses membranes sont très épaisses et très adhérentes, je fais, en outre, 2 à 4 fois chaque jour, un attouchement au perchlorure de fer sous la forme suivante :

Perchlorure de fer................ } āā 10 gr.
Glycérine.......................... }

Il faut avoir soin d'essuyer le coton, imbibé de ce mélange, le long des parois du vase qui le contient, pour éviter qu'il n'en tombe sur les parties voisines de celles que l'on veut toucher. Au contact du perchlorure, les fausses membranes se recroquevillent, la muqueuse sous-jacente se tanne, pour ainsi dire, et la gorge se déterge plus facilement.

Toutes les deux heures, le badigeonnage est suivi d'une *irrigation* que l'on peut faire avec plusieurs solutions ; eau de chaux médicinale, acide borique 4/100, eau de Vichy, eau phéniquée 1/100. J'ai coutume d'employer l'eau de chaux et la solution boriquée que je trouve préférables ; l'eau de Vichy est utile après les attouchements du perchlorure de fer toujours un peu pénibles. Je suis moins partisan de l'eau phéniquée, à cause de la grande susceptibilité des enfants à l'égard de l'acide phénique ; il m'a été donné de voir des petits malades réellement intoxiqués par cet agent, sans que le bénéfice local fût suffisant pour risquer semblable danger.

Ces irrigations sont faites tièdes et assez abondantes : un grand verre. Elles ne sont possibles qu'à partir de 3 à 4 ans, et encore faut-il prendre le soin de montrer la manière d'opérer aux personnes chargées de soigner l'enfant. La meilleure est de mettre le liquide dans un réservoir en verre que l'on suspend à un mètre au-dessus du lit; l'appareil porte un tube en caoutchouc muni d'un robinet qui permet de graduer le jet du liquide. On dit d'abord à l'enfant de se rincer la bouche, puis peu à peu il s'habitue à laisser couler le liquide plus profondément dans la gorge et à suspendre sa respiration quelques secondes, afin que le liquide ne pénètre pas dans le larynx. On répète la manœuvre un grand nombre de fois, ayant soin que l'irrigation soit chaque fois douce et courte ; dans l'intervalle, on laisse le petit malade respirer largement. Avec ces moyens de douceur, on peut faire supporter les irrigations chez des enfants très jeunes, et chaque fois, il en résulte un bienfait apprécié par le petit sujet lui-même. Ceux qui savent déjà se rendre compte de leurs sensations témoignent d'un soulagement notable ; l'irrigation les « rafraîchit » et calme la douleur de leur gorge. J'ai vu de tout jeunes enfants demander leur irrigation et la faire eux-mêmes tant ils en éprouvaient de soulagement. En outre, c'est encore le meilleur moyen d'entraîner les débris de fausse membrane détachés au préalable par le badigeonnage.

Si l'enfant est assez avancé en âge pour pouvoir se gargariser, il ne faudra pas négliger ce procédé utile pour déterger la gorge, calmer la douleur et augmenter l'antisepsie locale.

On emploiera les mêmes solutions que pour les irrigations.

En outre des irrigations et des gargarismes, et surtout quand le jeune âge du patient rendra ces manœuvres impossibles, on se trouvera bien de faire des *pulvérisations* répétées 5 à 6 fois par jour. Avec un pulvérisateur à vapeur, semblable à celui employé en chirurgie, on peut utiliser diverses substances : teinture d'eucalyptus (une cuillerée à soupe pour un grand verre d'eau), thymol doré.

L'appareil sera placé à un mètre environ de l'enfant, afin qu'il reçoive la partie la plus large du jet vaporisé; chaque pulvérisation ne durera pas plus de 15 à 20 minutes.

Tels sont les moyens à mettre en œuvre, pour ainsi dire, systématiquement, dès qu'un produit couenneux existe dans le pharynx ; quand la fausse membrane siège en d'autres points, j'ai constaté qu'elle est plus avantageusement combattue par quelques applications spéciales.

Pour la *diphtérie nasale*, on se trouve bien de faire des irrigations dans le nez avec de l'eau de feuilles de noyer, ou de l'eau boriquée et d'appliquer la pommade suivante :

Soufre sublimé et lavé...............	4 gr.
Axonge.............................	30 gr.

Le nitrate d'argent, justement abandonné pour la diphtérie de la gorge, réussit bien quand les fausses membranes siègent sur les *lèvres;* dans ce cas, une légère cautérisation quotidienne au crayon de nitrate d'argent produit un bon effet.

On voit parfois des fausses membranes siéger sur la peau de la *joue*, quand antérieurement l'enfant avait une excoriation cutanée quelconque, impétigo, par exemple, le meilleur pansement en pareil cas est l'iodoforme en poudre finement pulvérisée.

Si l'*engorgement ganglionnaire* est volumineux et douloureux, appliquez une cravate ouatée sur laquelle est étendue la pommade suivante :

Extrait belladone....................	2 gr.
Iodure potassium....................	1 gr.
Axonge.............................	30 gr.

Supprimez l'iodure si à son contact la peau s'irrite.

Au point de vue de l'*hygiène générale*, il est nécessaire de veiller à ce que le malade soit placé dans une chambre spacieuse et d'une aération facile. On choisira la pièce de l'appartement qui réunira le mieux ces conditions; on supprimera les tentures et rideaux de lit, de façon que l'air arrive le plus largement possible.

La température sera maintenue à 15° ou 16°. L'aération devra être constante et se faire indirectement par une porte de communication avec la pièce voisine, ouverte de temps en temps. De cette façon, la fenêtre de la chambre du malade restera toujours fermée et l'air froid du dehors n'arrivera à son lit qu'après avoir traversé une première pièce et pris tout à la fois un peu d'humidité et de chaleur.

En outre, faites aussi des vaporisations au milieu de la chambre. Prenez des plats en fer battu dans lesquels vous mettrez, dans l'un, du goudron, dans l'autre, des feuilles d'eucalyptus et de l'eau. Ces deux récipients sont chauffés, alternativement, à l'aide d'une lampe à l'alcool, de telle sorte que la chambre soit imprégnée constamment de vapeurs aromatiques. On empêche l'air ainsi de se dessécher et on y maintient un excès de vapeur d'eau toujours favorable en pareil cas.

On veillera enfin à ce que l'enfant ne soit soumis à aucune cause de refroidissement, évitant de placer son lit sur le trajet du courant d'air qui se fait de la fenêtre et de la porte vers la cheminée, recouvrant ses épaules d'un châle lorsqu'il s'assied dans son lit, enveloppant les jambes d'ouate, etc.

Telles sont les grandes lignes du traitement local.

Le *traitement interne* peut se résumer ainsi : soutenir les forces du malade par l'alimentation et les toniques.

Tous les aliments seront permis : panades, racahout, bouillies, œufs, lait, bouillon, purée de viande, gelée de viande, crèmes, etc. Il faut lutter contre la répulsion, malheureusement trop fréquente, du malade, car, à la douleur et à l'impuissance de la déglutition, s'ajoute l'inappétence due à la maladie elle-même. On s'ingéniera à varier et à multiplier les mets que prendra le petit patient. L'alimentation est un point capital et, s'il est nécessaire, on aura recours au gavage à l'aide de la sonde œsophagienne, introduite par les fosses nasales ou par la bouche.

L'alcool sous toutes ses formes : vins d'Espagne, eau-de-vie, champagne, sera donné même aux enfants les plus jeunes et à haute dose : 30 à 40 grammes de cognac à un enfant de trois ans, sous forme de grog à prendre dans la journée. Le champagne coupé de moitié d'eau de Vals, ou le malaga, additionné d'égale quantité d'eau, sont également utiles. Le café, le thé seront recommandés, et il en est de même, en un mot, de toute substance que le petit malade voudra bien tolérer.

Comme médicament, je vous engage à prescrire comme le conseillait Aubrun, du perchlorure de fer, à la dose de 10 à 20 gouttes par 24 heures, suivant l'âge : une goutte toutes les heures, jamais au moment de la prise du lait qu'il caille, mais dans du grog ou du bouillon. Je continue l'administration de ce médicament pendant toute la durée de la maladie ; c'est la préparation qui m'a donné les meilleurs effets au point de vue du relèvement des forces.

Quand l'enfant a dépassé 5 à 6 ans, je donne volontiers, à l'exemple de Trideau, le copahu et le cubèbe : soit l'extrait oléorésineux de cubèbe à la dose de 4 à 6 grammes, dans une potion aromatisée, soit la préparation suivante (qui ne peut être administrée qu'à des sujets ayant dépassé 12 à 15 ans) :

Cubèbe........................	60	grammes.
Copahu........................	30	—
Sous-carbonate fer.............	4	—
Sous-nitrate bismuth q. s. pour solidifier.		

Quatre bols par jour, dans du pain azyme.

Chaque bol de la grosseur de l'extrémité du doigt.

Quant au chlorate de potasse, dont on a voulu faire un véritable spécifique, je n'ai jamais constaté un résultat réel qu'on pût lui attribuer. Merveilleux dans les affections de la bouche, il n'est d'aucune utilité pour les maladies de la gorge, et, de plus, il affaiblit les petits malades quand on le donne à haute dose.

Le quinquina sera donné également avec réserve, car il n'est pas toujours bien supporté par l'estomac et ne donne pas le stimulant des substances alcooliques qui doivent lui être préférées.

Tel est le traitement local et général qui me

semble le mieux remplir les indications de la diphtérie.

Si, en dépit de ces soins minutieux, le croup suffocant se déclare avec le tirage progressif, et l'asphyxie croissante, il ne reste plus d'autre ressource que la trachéotomie, qui n'entre pas dans le cadre de ces conférences.

Corbeil. — Imprimerie Crété.

A LA MÊME LIBRAIRIE

3182-89. — Corbeil. Imprimerie Crété.

www.ingramcontent.com/pod-product-compliance
Lightning Source LLC
LaVergne TN
LVHW021525140926
848035LV00047B/1203

* 9 7 8 2 0 1 9 6 4 3 8 5 0 *